AF573586

DU COURAGE
CONSIDÉRÉ
SOUS LE RAPPORT MÉDICAL,

Discours prononcé dans la Séance publique de la Société académique de Médecine de Marseille, le 28 mai 1820;

Par M. Pierre-Martin ROUX, Docteur en Médecine et Chirurgien-Accoucheur, Vice-Secrétaire de ladite Société, Administrateur de la Société de Bienfaisance, Secrétaire du bureau des noyés et autres asphixiés, Médecin de l'œuvre de la Providence, ancien Chirurgien Aide-Major des Armées françaises, Ex-Chirurgien-Major des Croates, etc., etc.

Celui-là seul est vraiment courageux qui sait souffrir avec calme et résignation.

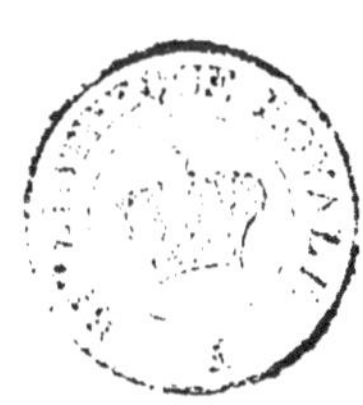

MARSEILLE,

De l'imprimerie de Joseph-François Achard, boulevart du Musée.

1820.

DU COURAGE

CONSIDÉRÉ SOUS LE RAPPORT MÉDICAL.

MESSIEURS,

LE courage est, à mon avis, la principale digue qui s'oppose au déluge de maux auquel l'ame est en butte dès l'instant même qu'elle commence à animer un corps. En effet, pour peu que l'on examine le sage ou l'homme courageux, accablé sous le poids de la maladie, de la douleur et de l'infortune, on s'aperçoit sans peine que ses propriétés vitales conservent plus ou moins de leur intégrité, et que l'aspect de son physique ne décèle rien des tristes impressions que son pénible état peut avoir fait dans son ame. Considérez au contraire celui qui n'est pas philosophe, celui qui ne sait pas résister aux malheurs qui l'assiégent, vous le trouvez languissant, plaintif, abattu, et chaque jour voit sa constitution dépérir davantage. Si ce tableau de deux êtres aussi dissemblables n'est point une fiction, si ses nuances sont celles de la réalité, il faut convenir que le moteur dont il est question agit puissamment contre la multiplicité des causes qui ne tendent que trop souvent à bouleverser l'harmonie de notre frêle organisation. Mon but, Messieurs, est de soutenir cette proposition et d'esquisser à grands traits les moyens de relever le courage abattu et de le ranimer s'il est anéanti, puissent les difficultés de ma tâche s'applanir par la réunion de mes efforts ! Ou du moins, puissent, du sein même de mes erreurs s'élever quelques étincelles de vérité qui enflamment l'esprit de l'auditoire au point de le disposer en faveur de ma façon de penser !

Je n'entrerai pas dans le détail des significations attachées au terme courage. Le Dictionaire universel des synonymes ne laisse rien à désirer là-dessus. J'avertis toutefois que le courage est pris dans ce discours académique pour l'état dans lequel l'ame lutte avec avantage contre les affections diverses qui l'affligent.

Il est bon d'observer qu'aucun médecin français ne s'est spécialement occupé du courage quant à son influence sur la santé, et que le Dictionaire des sciences médicales (1), cet ouvrage à la

---

(1) Je suis loin, par cette remarque, de vouloir diminuer le mérite d'un ouvrage justement regardé comme un précieux monument des connaissances médicales du jour, et il faut convenir que ce monument renferme quelques idées sur le courage dans plusieurs de ses articles. Mais, n'était-ce pas à l'article *courage* qu'il fallait dire tout ce qui s'y rattache ? Et

mode, qui semblait devoir tarir toutes les sources de l'érudition, ne consacre que quelques lignes au courage, cite à peine deux auteurs qui en traitèrent, sans le considérer, soit dit en passant, dans ses différens rapports avec la médecine, et ne fait pas mention de la dissertation sur le courage, par le célèbre Frédéric Hoffmann, ce médecin Prussien si connu, ainsi que du mémoire sur le même sujet que publia, à Pavie, en 1793, Joseph Pasta, médecin de Bergame. Sans doute, Messieurs, la matière sur laquelle je vais faire rouler mes considérations, aurait dû par son importance, fixer davantage l'attention des médecins. Mais, tel est le sort de certaines vérités, qu'on dédaigne de s'en occuper lorsqu'elles semblent communes, tandis qu'on accrédite avec enthousiasme les erreurs qu'enfante l'imagination, lorsqu'elle les décore de son lustre séduisant.

Les auteurs qui veulent que l'ame soit située dans le cerveau n'émettent pas une opinion qui repugne au sens commun. Pourquoi n'occuperait-

---

lorsqu'on aura besoin de consulter un seul article, faudra-t-il parcourir, d'un bout à l'autre, un dictionaire qui, une fois terminé, aura bien près d'une soixantaine de gros volumes in-8° ? D'ailleurs, il ne saurait être parfait. Ses auteurs mêmes en conviennent unanimement, puisqu'ils ont senti la nécessité d'établir un journal complémentaire pour tenir au courant de la science autant que pour signaler les omissions qu'ils pourraient avoir faites.

elle pas l'organe le plus voisin des rayons célestes, afin de les recevoir plutôt et plus directement ? Et, en étant élevée au-dessus des autres organes, ne justifie-t-elle pas la prééminence qu'elle a sur eux ?

Quel que soit d'ailleurs le siége de l'ame, les vrais médecins conviennent tous qu'elle a un empire absolu sur le corps. Sthal n'a-t-il pas renversé la barrière qui séparait la médecine et la philosophie, en faisant de l'ame le principe de tous nos mouvemens vitaux ? Son système, je le dis avec Roussel, doit à jamais laver les médecins des imputations de matérialisme dont l'ignorance maligne de leurs ennemis les a quelquefois chargés, ou auxquelles la légèreté imprudente de quelques-uns d'entr'eux peut avoir donné lieu.

Rien n'apprend mieux que chaque état particulier de l'ame dévoile un degré plus ou moins marqué de son influence sur le physique, que l'étude des passions, celle des habitudes et notamment celle de l'action du courage sur notre économie.

Le courage, Messieurs, est un mobile moral dont la tendance à maintenir ou rétablir le libre et facile exercice des propriétés vitales, est assez manifeste, assez accessible à nos sens, et même assez perceptible par le médecin le moins clair-voyant, pour être un fait généralement incontestable.

Dans la santé, comme dans les maladies, le courage veille à ce que les fonctions remplissent dignement l'usage auquel elles sont destinées. C'est un puissant stimulus qui dispose favorablement les voies digestives, qui dirige les oscillations et les humeurs du centre épigastrique vers la circonférence, ce qui facilite l'acte des organes respiratoires; qui accroît sensiblement au besoin la force vitale du cœur, accélère ainsi la circulation, et cela, afin qu'elle s'exerce sans éprouver de retard ni aucune gêne; car c'est d'elle que dépend en grande partie le rôle important que joue le courage. C'est elle en effet qui est la cause essentielle de la nutrition et de l'accroissement du corps; c'est à elle qu'est dû le bon état des secrétions et des excrétions, et si, comme l'observe Hoffman, (*Méd. rais. t.* 1, *p.* 269.) un sang louable et bien mélangé, passant par les vaisseaux du cerveau, donne de la force et de la vigueur à l'ame, c'est elle encore qui avive les fonctions de relation. La circulation, en un mot, possède l'efficace par excellence, lorsqu'elle se fait bien, pour prévenir toute altération morbide; elle est la nature tant vantée par les anciens, et à qui seule ils accordaient le privilége de guérir les maladies.

S'il est vrai que dans mille occasions le courage devienne cause déterminante de la régularité du mouvement circulatoire, ce noble état de l'ame est évidemment de tous les agens celui qui contribue le plus à conserver la santé, celui qui, dans les maladies, est le plus propre à donner de la vivacité aux crises, à corroborer les mouvemens et les opérations du physique, à faire surmonter la répugnance pour les remèdes, à augmenter la force de ceux-ci, à faire avoir confiance dans les prescriptions médicales, etc, etc.

Mais, comment rendre raison des phénomènes du courage? Comment parvient-il à conserver ou rétablir le juste équilibre des mouvemens du sang? Pour peu qu'on se donne la peine de réfléchir, il est facile de s'apercevoir que les forces nerveuses, convenablement mises en jeu par telles ou telles impressions, agissent sur le cœur de manière à régler le torrent circulatoire, et que par conséquent le courage possède, à-coup-sûr, les attributs que je viens d'énoncer, puisque, comme les autres mouvemens de l'ame, il se sert de l'intermède des nerfs pour produire les effets qui le caractérisent.

Que n'aurais-je pas à développer, s'il me fallait approfondir la théorie du courage, considéré sous le double rapport hygiénique et thérapeutique ! Il me suffit de l'avoir suivi un instant dans la voie de ses opérations pour en faire apprécier les salutaires influences. D'ailleurs, Messieurs, l'expérience et l'observation confirment les raisons sur lesquelles j'appuye ma manière de voir :

Nichols (*Prælectio de animâ medicâ*, *in*-4°, *Lond.*, 1750, *p.* 16.) rapporte qu'une femme d'un génie ferme, ayant commis une faute qui lui fesait craindre le divorce, périssait rapidement de douleur, de chagrin et de fièvre ; et qu'ayant obtenu le pardon de son mari, au moment où elle paraissait à l'agonie, elle reprit courage, se remit peu-à-peu et se remit très-bien.......

En 1625, la ville de Bréda souffrait toutes les horreurs d'un long siége, et la garnison était en proie aux ravages du scorbut. Le prince d'Orange, ayant intérêt de conserver la place, y fit parvenir des lettres avec un remède qu'il assura être un anti-scorbutique infaillible. Chaque médecin reçut trois fioles du remède du prince, et l'on publia que trois à quatre gouttes suffisaient pour la guérison. La joie fut bientôt générale, tout le monde témoigna la plus grande confiance pour le prétendu spécifique, et le courage, qui était refroidi ou tout-à-fait perdu, ne tarda pas à se signaler par ses nobles effets. Des hommes du salut desquels on désespérait se rétablirent parfaitement, et chez tous les malades on eut bientôt remarqué une amélioration sensible. (*Relat. du doct. Lind.*)

Observez bien, Messieurs, que l'action du courage, dans ces deux cas, fut graduelle, c'est-à-dire que la bonne disposition physique, résultat du bon ordre moral, n'a été complette qu'après un certain laps de tems. Observez bien encore que le courage peut n'avoir qu'une action instantanée et produire des guérisons extraordinaires : excité par l'amour de la patrie, il rendit à un paralytique, retenu dans son lit, une force et une énergie perdues depuis long-tems. Ce malade, au rapport d'Horstius (*ep.* 10, *lib.* 3.), courut aux armes avec ses concitoyens, pour repousser l'ennemi, et fut guéri. Le courage fit encore merveilles dans la personne de Mulei-Moluck expirant dans sa litière. Animé par l'amour de la gloire et le désir de vaincre, ce guerrier, au moment où il vit ses troupes lâcher pied, sauta hors de sa litière, rallia ses soldats et ils marchèrent à la victoire. (*Rév. de Port. par l'abbé de Vertot.*)

L'action du courage, soit graduelle ou instantanée, s'explique en admettant qu'il est le contrepoids du trouble de l'ame. Or, il agira d'autant plus vite sur l'organisme qu'il contrebalancera davantage le trouble moral. Cette prérogative que j'accorde au courage n'est point une supposition gratuite, elle est basée sur des documens irréfragables, comme on a pu déjà s'en convaincre, et elle serait mieux sentie, si un simple discours comportait de plus longs détails.

Dès que les faits et la théorie concourent également à constater l'efficacité du courage, toutes les causes qui l'affaiblissent ou le détruisent, ne sauraient trop faire l'objet de nos méditations et doivent être soigneusement examinées dans un ouvrage didactique. Ici, Messieurs, puis-je à peine en effleurer quelques-unes:

L'homme est naturellement désireux de conserver, et de rétablir sa santé, de prolonger son existence, d'être constamment dans la prospérité, d'acquérir des richesses, de posséder tous les genres de mérite, etc. Son ame est tranquille tant qu'il croit fermement que ses désirs seront accomplis. Ses espérances sont-elles contrariées, il éprouve bientôt les effets des passions débilitantes. Or, la tristesse et le chagrin, la crainte, la frayeur, l'envie, la haine, la honte, etc. diminuent le courage ou le refroidissent tout-à-fait. Sans chercher à éclaircir cette vérité, ce qui nous entraînerait loin, on entrevoit que dans une multitude innombrable de cas, le courage est susceptible de s'évanouir. Heureusement, l'art médical nous offre les moyens de le soutenir et de le ranimer; moyens qu'il serait fastidieux d'énumérer et de poursuivre ici en détail, se rattachant tous à un dogme fondamental qu'il suffit d'établir pour que le médecin soit à même de les discerner. Néanmoins, je parlerai de quelques-uns qui se présenteront les premiers à ma pensée.

L'ame devient courageuse, et lorsqu'elle est attachée à des idées capables de la faire résister aux afflictions, et lorsqu'elle est ainsi relevée par l'action d'un stimulant quelconque sur telle ou telle partie du corps.

Ce dogme fait voir clairement que pour remplir l'indication qu'il suggère l'art possède des secours physiques et moraux. Il est assez généralement reconnu que le vin donne du courage, qu'il fait la consolation de ceux dont l'ame est absorbée par de profondes méditations ou abattue par les passions débilitantes. On dit trivialement que le bon vin réjouit le cœur de l'homme. Cette expression n'est point une métaphore, mais l'énoncé d'une vérité. Parvenu dans l'estomac, le vin pris avec modération, y appelle les forces nerveuses qui, agissant directement sur le cœur, en augmentent les mouvemens et font circuler dans l'organe cérébral la quantité de sang nécessaire pour exciter le courage. On peut en dire autant des boissons spiritueuses, habilement administrées, comme pour revivifier les mortels et renouveler la nature.

Pasta soutient que l'opium donne du courage. Il l'appelle comme Rutti l'excellent cordial, comme Venette, l'agréable stimulant, comme Tralles, le grand restaurateur; il va jusques à représenter comme Cartheuser que tout l'Orient l'adopte pour sa panacée. Il ne lui restait plus, à l'exemple d'Héquet auquel les hyperboles ne coûtaient rien, qu'à exalter ce remède comme un présent de la divinité. Il est vrai que les Turcs et les Persans regardent l'opium comme très-propre à réveiller et même à augmenter le courage; il est vrai que l'individu qui en prend une légère dose éprouve un aussi doux plaisir que si on le transportait dans les champs Elysées, et nous devons croire avec Falconner que, puisque ce narcotique calme les agitations et occasione d'agréables sensations, il rétablit l'intégrité de l'organisme. Mais, il ne faut pas qu'il soit dirigé par une main téméraire. Hoffmann a tracé avec le pinceau du praticien célèbre les inconvéniens qui résultent de l'emploi inconsidéré de ce médicament.

Il n'est pas de médecin qui ne connaisse les impressions que fait la musique sur le système nerveux, il n'en est pas qui ignore sa propriété d'accélérer ou de ralentir le cours du sang, suivant qu'elle est lente ou rapide. Le mode phrygien, d'après Lieutaud, (*Mat. méd. v.* 2, *p.* 248.) donne aux paresseux de l'activité et du courage à ceux qui ont peur. Par ce mode Timothée excitait le courage et même la fureur d'Alexandre, et Solon eut recours à la musique pour réveiller le courage des Athéniens. En général, les doux accords de l'harmonie ôtent le sentiment de la douleur et guérissent les maladies, en ramenant le calme et la sérénité. Enfin, la musique fait cesser les effets de la crainte en produisant un sentiment contraire Blequy rapporte (*Zodiac. Med. gallic. p.* 4.) qu'un officier général qui ne pouvait être saigné sans s'évanouir, soutint très-bien la saignée, en fesant battre la caisse auprès de lui.

La société d'un ami est encore un excellent moyen pour rendre l'ame courageuse. Le malade qui a l'esprit rongé par des chagrins ou déchiré par la douleur, se soulage en racontant ses peines à un intime ami. Celui-ci fera naître l'espérance et conséquemment le courage, s'il a le talent de prodiguer les plus douces consolations. Eh! qui mieux que le médecin mérite de devenir le confident, l'ami des hommes souffrans? Par qui seront-ils mieux encouragés, s'ils ne le sont par celui dont presque tout le tems de la vie est uniquement consacré à diriger les ressorts de l'ame et du corps? Par celui qui, pour remplir ce devoir, sait mieux que toute autre personne combiner les ressources que présente le champ si vaste de la médecine et celui si fertile de la philosophie?

Il est à regretter que dans une matière de ce genre on ne puisse que produire des considérations générales. Les préceptes théorétiques qu'il convient d'adopter varient suivant l'âge, le sexe, le tempérament, le climat, la saison, le régime de vie, une foule de circonstances. On aurait beaucoup à énoncer en ne traçant que le tableau des préceptes à suivre selon les conditions. Le guerrier malade, notamment le Français (1), a rarement besoin qu'on lui donne du courage. Il en est pétri. Les magistrats supportent

---

(1) « Vandermye rapporte que les Français qui fesaient partie de la garnison de Breda échappaient au scorbut par leur gaieté naturelle. Elle ne les abandonnait pas au milieu des fatigues et des dangers d'un long siége, tandis que le découragement

patiemment les afflictions, parce qu'habitués à déployer un grand courage, pour le maintien de l'ordre social, ils se font une ame ferme et passible, s'ils ne l'ont point ainsi naturellement. Les ministres de santé bravent comme les stoïciens la douleur, parce qu'ils en connaissent toute l'étendue et que d'ailleurs leur sagesse en amortit l'impression. Les négocians, les gens riches savent plutôt souffrir que mourir, parce que très-attachés à leur fortune, ils ont l'espoir d'en jouir avec la santé, ce qui les encourage dans les maladies. L'homme en un mot est plus ou moins susceptible de courage dans toutes les circonstances de sa carrière physiologique. Mais, s'il est des individus qui sachent endurer le mal avec calme et résignation, il en est de pusillanimes, d'assez insensés pour se lamenter et même jeter les hauts cris pour la plus légère piqûre. Cette diversité des êtres ne doit point échapper au médecin, lui qui, dans le cours de sa pratique, est si souvent dans le cas de guérir le mal par le mal, d'opposer à une douleur physique, une pareille douleur plus forte encore, pour que celle-ci emporte la plus faible, d'appaiser

---

regnait parmi les Anglais et les Hollandais, et multipliait chez eux le nombre des malades. »

Richerand, Nosog. chirur., seconde édition, t. 1. p. 299.

le trouble de l'ame qui vient d'une cause morale par une cause morale plus énergique pour effacer l'impression de la première, enfin de subtiliser presque toujours dans l'administration des agens salutaires.

Le véritable médecin apporte un coup-d'œil rapide au lit du malheureux souffrant et pénètre bien vîte dans les replis de l'ame et du cœur. Découvre-t-il l'abattement moral, il a soin de recommander la prudence, de faire naître l'espérance qui est la plus douce consolation. Un malade ne perd pas courage tant qu'il a l'espoir de puiser dans les trésors de la médecine des remèdes capables de faire disparaître sa maladie.

Qui n'a pas admiré en lisant l'histoire de la sérieuse maladie que fit Alexandre, après s'être baigné dans la rivière de Cydne ; qui n'a pas admiré le courage avec lequel il avala le remède que Philippe son médecin lui présenta (1), quoique

(1) Ce trait d'Alexandre est une preuve de sa grandeur d'ame et de son courage qu'il ne faut pas confondre. Ne voyons ici que le courage auquel donnèrent naissance la confiance et l'espérance que Philippe sut inspirer, car il faut croire qu'Alexandre se trouva dans une cruelle alternative, après qu'il eut reçu les lettres de Parménion.

La crainte d'un côté, de l'autre l'espérance.
(Delille, *poëme de l'Imagination.*)

~~Quinte~~ Curce justifie mon assertion dans ce passage, (lib. 3,

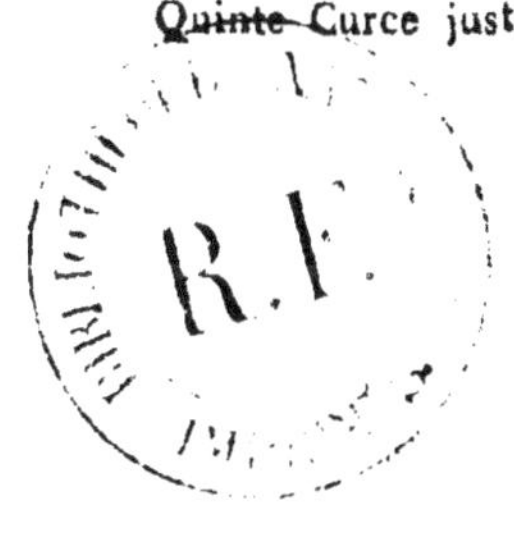

peu de jours auparavant Parménion lui eût écrit de ne point confier sa vie à un médecin que Darius avait corrompu ? La conduite de Philippe en cette occasion n'est pas moins admirable, plus irrité qu'effrayé du rapport de Parménion, il donne de grandes démonstrations de son innocence, et conservant la confiance de son souverain il sait le rassurer et lui remplir l'ame d'espérance et de joie.

Il est évident qu'on parvient à encourager les malades par les passions ingénieusement opposées les unes aux autres, ou combinées dans plusieurs sens différens. Il est une importante remarque à faire à ce sujet, c'est que les mêmes mouvemens

---

cap. VI) : *Ingentem animo sollicitudinem litteræ incusserant et quidquid in utramque partem aut metus, aut spes subjecerat, secreta æstimatione pensabat.....* Or donc, si Alexandre fut dans la crainte, l'espérance et la confiance relevèrent son ame abattue.

La présence seule d'Ambroise Paré suffisait pour encourager les guerriers, tant ils avaient confiance en lui, et on n'oubliera jamais la conduite du Père de la chirurgie française, au siège de Metz......

L'intrépide Desgenettes ne contribua pas peu à exciter le courage de nos soldats en Egypte, en s'inoculant la peste et en prouvant par là qu'elle était moins redoutable qu'on ne pensait....

La grande réputation et la manière de procéder des médecins Chicoyneau, Verny et Deidier, releverent seules les malades dans la peste de Marseille, en 1720, par la confiance qu'elles leur donnèrent. (Voyez la première livraison tout récemment publiée par M. Jauffret, des Pièces historiques sur la peste de 1720, 1721, 1722, etc.)

de l'ame sont, ainsi que je l'ai prouvé ailleurs, ou salutaires, ou morbifiques, ou mortifères. Il ne paraît pas facile, au premier abord, de concilier que les mêmes causes produisent des effets si diamétralement opposés. C'est pourtant ce qui repose sur l'expérience, et ce que le raisonnement paraît éclaircir. La peur et la frayeur, par exemple, qui, en débilitant les facultés morales, jettent dans la stupeur, sont encore propres à réveiller le courage. L'empereur Théophile, dans une bataille qu'il perdit contre les Agarènes, fut tellement frappé de la peur, que ses forces lui ayant manqué, il resta immobile sur la place, quoiqu'il eut la meilleure volonté de se sauver. Manuel, un des principaux chefs de son armée, l'ayant secoué inutilement, comme pour le tirer d'une profonde léthargie, parvint à lui faire prendre la fuite, en le menaçant de le tuer. Si, dans ce cas, le premier sentiment de peur a visiblement suspendu, pour quelques instans, les fonctions de relation, la frayeur subséquente devait les ranimer, parcequ'elle fut assez grande pour exciter vivement le cœur, activer par là le mouvement de la circulation sanguine et porter ainsi l'ame à venir au secours de l'individu qui était à la veille de succomber. Voilà donc le courage qui naît de la frayeur, et par combien d'autres agens moraux ne sera-t-il pas échauffé, outre qu'il peut l'être par un grand nombre de substances médicamenteuses qui ont une action directe sur les organes!

N'oublions pas de dire un mot du moyen le plus sûr, le plus efficace qu'on puisse mettre en avant pour rendre à l'ame abattue son calme et son énergie. La religion, tel est ce moyen, inspire le vrai courage, en nous persuadant qu'il faut se faire un mérite des souffrances auprès de la Divinité. Certes, rien n'est plus digne d'admiration qu'une ame, qui, tourmentée par les douleurs qu'excite la dépravation des humeurs, ou plongée dans les chagrins qu'occasione l'infortune, s'élève au-dessus de tous les événemens, et se console avec le maître de l'univers. Alors, remplie du bonheur de la vie future, elle est susceptible de planer dans le Ciel, au point de ne plus tenir, pour ainsi dire, que par un fil à son domicile terrestre. C'est ainsi que les martyrs de la foi mouroient volontiers dans les tourmens les plus affreux.

On voit par là combien les sentimens de piété sont capables d'enflammer le courage, et combien il importe conséquemment au malade de s'en pénétrer. On voit combien le médecin doit être lui-même religieux (1), afin d'inspirer la religion;

---

(1) Mais qu'il le soit véritablement. Car celui qui couvre du manteau de la religion les fatales passions qui le tourmentent est sans contredit le plus vil des mortels, et outrage la divi-

et ces motifs, Messieurs, sont peut-être ceux qui firent dire à Paracelse, que la médecine et la science qui a Dieu pour objet, sont inséparables et ne furent jamais en divorce.

Après avoir jeté un rapide coup-d'œil physiologique sur le courage, et avoir donné une idée de son action envisagée sous le double rapport hygiénique et curatif. Après avoir fait pressentir qu'il est de la dernière importance de s'attacher à connaître les causes qui diminuent ou font perdre le courage; après avoir traité, en peu de mots, de quelques moyens de le relever et de le ranimer, il conviendrait de décrire jusques à un certain point, les maladies qui le réclament spécialement, telles que la peste, le typhus, la fièvre jaune, le scorbut, *etc.*, *etc.* Mais outre qu'il est impossible de démêler, dans une séance publique (1), toutes les vérités d'un sujet quel

nité. Dieu, en nous créant, nous a donné, et une conscience toute pure qui nous met en rapport avec lui, et la raison pour la garantir. Sachons user à-propos de cette raison, c'est-à-dire, nous conformer, sans ostentation, sans fard, sans motif d'intérêt, à ce que prescrivent les lois du Créateur.

(1) Si je n'ai pas traité du courage avec tout le développement dont il est susceptible, le lecteur ne m'en fera pas un reproche quand il saura qu'on a à-peine 20 à 25 minutes à parler dans une séance publique. D'ailleurs, je n'ai pas la vaine prétention d'approfondir un sujet qui réclame les détails les plus ingénieux. Réunir quelques faits, en tirer quelques conséquences produire quelques réflexions, engager un plus exercé que moi à mieux faire, telle est mon intention.

qu'il soit, j'avoue ingénûment qu'il serait inutile de pousser plus loin mes considérations, parce que je crois avoir suffisamment rempli le but particulier que je m'étais proposé, celui de faire sentir que la science des phénomènes moraux est de toutes les parties de notre art la plus essentielle et même la plus aimable, et que le médecin qui négligerait de la cultiver, ne pourrait agir que comme un automate.

FIN.

www.ingramcontent.com/pod-product-compliance
Lightning Source LLC
LaVergne TN
LVHW050509160826
845677LV00003B/1025

9782329643298